Evangeline Oparaocha
Princess Ikekwem

Gestão de resíduos domésticos

AF550035

Evangeline Oparaocha
Princess Ikekwem

Gestão de resíduos domésticos

Perceção, conhecimentos e práticas na comunidade de Elelenwo em Obio-Akpor L.G.A, Estado de Rivers, Nigéria

ScienciaScripts

Imprint

Any brand names and product names mentioned in this book are subject to trademark, brand or patent protection and are trademarks or registered trademarks of their respective holders. The use of brand names, product names, common names, trade names, product descriptions etc. even without a particular marking in this work is in no way to be construed to mean that such names may be regarded as unrestricted in respect of trademark and brand protection legislation and could thus be used by anyone.

Cover image: www.ingimage.com

This book is a translation from the original published under ISBN 978-620-2-05506-2.

Publisher:
Sciencia Scripts
is a trademark of
Dodo Books Indian Ocean Ltd. and OmniScriptum S.R.L publishing group

120 High Road, East Finchley, London, N2 9ED, United Kingdom
Str. Armeneasca 28/1, office 1, Chisinau MD-2012, Republic of Moldova, Europe
Printed at: see last page
ISBN: 978-620-7-75212-6

Copyright © Evangeline Oparaocha, Princess Ikekwem
Copyright © 2024 Dodo Books Indian Ocean Ltd. and OmniScriptum S.R.L publishing group

ÍNDICE DE CONTEÚDOS:

CAPÍTULO 1

INTRODUÇÃO

Antecedentes do estudo

Os resíduos sólidos domésticos são uma das fontes de resíduos sólidos mais difíceis de gerir devido à sua diversidade de materiais compostos (Huntley, 2010). Uma parte substancial é constituída por lixo, um termo que designa os resíduos resultantes da preparação e do consumo de alimentos e que consiste em restos de comida, cascas de vegetais e outras matérias orgânicas (Slack, Gronow & Voulvoulis, 2005). Outros componentes dos resíduos sólidos domésticos incluem plásticos, papel, vidro, têxteis, celofane, metais e alguns resíduos perigosos de produtos domésticos, como tintas, pesticidas de jardim, produtos farmacêuticos, lâmpadas fluorescentes, produtos de higiene pessoal, pilhas contendo metais pesados e madeira descartada tratada com substâncias perigosas, como produtos químicos antifúngicos e anti-térmitas.

Os resíduos domésticos, também conhecidos como "resíduos sólidos urbanos", são resíduos gerados em resultado da utilização quotidiana de uma instalação doméstica. São retirados das instalações pela pessoa que os produziu, ou em seu nome, ou recolhidos por um governo local, ou em seu nome, como parte de um sistema de recolha e eliminação de resíduos.

Os resíduos podem ser tanto sólidos como líquidos; e a forma como vão ser manuseados, armazenados e eliminados pode expor o ambiente e a saúde pública a riscos (Zhu, Asnani, Zurbrugg, Anapolsky, &Mani, 2008). A nível mundial, são produzidas diariamente milhões de toneladas de resíduos sólidos urbanos. A gestão dos resíduos urbanos está a atrair cada vez mais atenção, uma vez que se pode facilmente observar que há demasiado lixo por recolher nas ruas, causando incómodo, poluição ambiental e colocando em risco a saúde pública (Zia, & Devadas, 2008).

Rouse (2008) definiu resíduos sólidos como "material que já não tem qualquer valor para o seu proprietário original e que é deitado fora". Os principais constituintes dos resíduos sólidos nas zonas urbanas são os resíduos orgânicos (incluindo os resíduos de cozinha e as aparas de jardim), o papel, o vidro, os metais e os plásticos. As cinzas, o pó e a varredura das ruas também podem constituir uma parte significativa dos resíduos. Rouse (2008), opinou que; A gestão de resíduos sólidos (SWM) envolve a recolha, o armazenamento, o transporte, o processamento, o tratamento, a reciclagem e a eliminação final dos resíduos. Os sistemas têm de ser simples, acessíveis e sustentáveis (financeira, ambiental e socialmente) e devem ser equitativos, fornecendo serviços de recolha a famílias pobres e ricas.

Para alcançar os meios de gestão acima referidos, os membros do agregado familiar de um determinado território geográfico, como uma das partes interessadas, têm a sua própria responsabilidade. Mas a extensão da sua responsabilidade varia consoante a abordagem que a cidade segue: abordagem convencional ou abordagem comunitária. A recolha de resíduos, o seu armazenamento temporário na fonte e a sua deposição no local de recolha (abordagem convencional) ou a sua entrega aos colectores de resíduos (abordagem comunitária) são da responsabilidade dos agregados familiares de uma determinada área (Banco Mundial, 2000; Rahman, Salequzzaman, Bahar, Uddin, & Islam, 2005). Por conseguinte, estas abordagens de gestão dos resíduos sólidos têm a vantagem de proteger o ambiente do risco de um sistema de eliminação ineficaz dos resíduos sólidos. Além disso, o principal objetivo da atividade de gestão dos resíduos sólidos é tornar o ambiente são e seguro para a saúde humana através da eliminação dos resíduos de uma forma bem organizada.

Os resíduos são mais facilmente reconhecidos do que definidos. Algo pode tornar-se resíduo quando já não é útil para o proprietário ou quando é utilizado e não cumpre o seu objetivo (Gourlay, 1992). Uma grande mistura de substâncias, incluindo poeiras finas, cinzas, metal, vidro, papel e cartão, têxteis, materiais vegetais putrescíveis e plásticos, caracteriza os resíduos sólidos. Com o passar do tempo, a acumulação de resíduos ultrapassa o seu controlo. O processo de gestão de resíduos é geralmente enquadrado em termos de produção, armazenamento, tratamento e eliminação, com o transporte inserido entre as fases. Por conseguinte, uma combinação de redução na fonte, reciclagem, incineração e enterramento em aterros e conversão é atualmente a melhor forma de gerir os resíduos domésticos (George, 2008). Os resíduos domésticos são os resíduos gerados em consequência das actividades domésticas, como a limpeza, a cozinha, a reparação de recipientes vazios, as embalagens e a enorme utilização de sacos de plástico. Os seres humanos sempre produziram resíduos que incluíam não só os ossos descartados de animais abatidos para alimentação, centenas de machados de pedra encontrados na Antiguidade, ou as fossas malcheirosas e os montes de lixo escondidos da Europa Medieval, mas também o aumento momentâneo de resíduos que caracteriza a sociedade contemporânea, que data da revolução industrial (George, 2008).

Apesar da atual preocupação dos indivíduos e do governo com a gestão dos resíduos na

Nigéria, Elelenwo, uma das comunidades da cidade de Port Harcourt, continua a debater-se com um grave problema de gestão dos resíduos domésticos. Asamoah (1998) observou que muitos resíduos gerados pela cozinha e pelas actividades humanas eram depositados em locais como sarjetas e nas ruas e, mesmo quando eram embalados e levados para a lixeira pelos gestores de resíduos, não eram geridos de forma adequada. São deixados em pilhas durante semanas e mais tarde incendiados, o que, por sua vez, gera gases tóxicos que podem ser perigosos para os habitantes da localidade e para o próprio ambiente.

Declaração do problema

Há centenas e milhares de anos, o sistema de gestão de resíduos sólidos não era um grande problema a nível mundial. Um dos estudos relacionados com esta questão afirma que "os primeiros seres humanos não se preocupavam muito com a gestão de resíduos; em vez disso, deixavam simplesmente o lixo onde este caía" (Net Industries, 2010), o que implica que a tarefa de gestão de resíduos sólidos está a tornar-se uma preocupação séria devido ao aumento alarmante da taxa de crescimento populacional e ao desenvolvimento da urbanização no mundo. De acordo com Smith (2003), "desde que os seres humanos têm vivido em comunidades fixas, os resíduos sólidos tornaram-se um problema e as pessoas modernas geram muito mais resíduos do que os primeiros seres humanos alguma vez geraram".

O problema da gestão dos resíduos sólidos, líquidos e tóxicos em África surgiu com a urbanização do mundo em desenvolvimento. Uma caraterística importante da urbanização do mundo em desenvolvimento é o rápido crescimento das cidades e das áreas metropolitanas. A elevada taxa de urbanização nos países africanos implica uma rápida acumulação de resíduos. As mudanças sociais e económicas a que a maioria dos países africanos assistiu desde os anos 60 também contribuíram para um aumento dos resíduos gerados per capita (Ahmed &Ali,2011). Consequentemente, a gestão dos resíduos urbanos constitui uma das questões sanitárias e ambientais mais importantes com que se confrontam os gestores das cidades africanas. A gestão correcta dos resíduos é um benefício e uma obrigação pública. A eliminação inadequada de resíduos por um indivíduo afecta todos os cidadãos, pelo que, como política, os países encarregaram cada indivíduo, estabelecimento ou instituição de contribuir significativamente para o processo de manter as suas comunidades e o ambiente limpos (Onibokun & Kumuyi, 1999).

À semelhança de outras grandes cidades da Nigéria, a comunidade de Elelenwo está mergulhada na sujidade, tanto em locais visíveis como discretos, porque tem graves problemas com a gestão dos resíduos, desde a produção, passando pelo armazenamento, tratamento e eliminação. Não se sabe claramente se isso se deve a percepções erradas dos residentes e a atitudes despreocupadas em relação à gestão de resíduos. As más práticas de manuseamento dos resíduos e a inadequada disponibilização de instalações de gestão de resíduos sólidos nas cidades dos países em desenvolvimento resultam numa eliminação indiscriminada e em ambientes insalubres que constituem uma ameaça para a saúde dos residentes urbanos. O manuseamento, o armazenamento e a eliminação inadequados dos resíduos são as principais causas da poluição ambiental, que cria condições para a reprodução de organismos patogénicos e favorece a propagação de doenças infecciosas (Owaduge, 2010). Para resolver estes problemas, é portanto imperativo que este estudo examine a perceção e as atitudes dos habitantes da comunidade de Elelenwo e ofereça soluções sobre a forma como estes resíduos domésticos podem ser geridos na comunidade de Elelenwo. Esta investigação destina-se, portanto, a fornecer informações aos cidadãos, funcionários do governo e organizações não governamentais que possam querer ajudar a resolver a crise da gestão dos resíduos domésticos na comunidade de Elelenwo.

Objetivo principal da investigação

Avaliar a relação entre as percepções, os conhecimentos e as práticas em matéria de resíduos domésticos entre os residentes da comunidade de Elelenwo.

Objectivos específicos da investigação

Os objectivos específicos deste estudo são:

1. Avaliar a perceção geral da comunidade sobre os diferentes aspectos da gestão dos resíduos domésticos.
2. Avaliar o nível de conhecimento dos residentes sobre os resíduos domésticos e os seus efeitos na saúde e no ambiente.
3. Identificar as práticas actuais dos agregados familiares em matéria de gestão dos resíduos domésticos.

Questões de investigação

1. Qual é a perceção da comunidade sobre os diferentes aspectos da gestão de resíduos?

2. Como é que o fator conhecimento afecta a gestão dos resíduos domésticos?
3. Qual é a atual prática de gestão de resíduos domésticos da comunidade?

Importância do estudo

Este estudo terá como objetivo avaliar os diferentes aspectos da gestão de resíduos e avaliar os riscos para a saúde associados a práticas deficientes de gestão de resíduos. Este estudo identificará também os efeitos que a perceção e o conhecimento das pessoas terão nas práticas actuais de gestão de resíduos. Finalmente, o resultado desta tese acrescentará algo de novo ao corpo de conhecimentos existente sobre o assunto na literatura atual.

Âmbito/ Delimitação do estudo

Este estudo abrange as práticas de gestão de resíduos domésticos, a perceção e as atitudes na comunidade de Elelenwo em Obio-Akpor L.G.A, Estado de Rivers. Existem diferentes factores que determinam a gestão dos resíduos a nível doméstico, mas esta tese limita-se a factores como a perceção e a atitude da população de Elelenwo.

CAPÍTULO 2

REVISÃO DA LITERATURA

A gestão dos resíduos sólidos tornou-se uma tarefa cada vez mais difícil a nível local e global com o aumento da população e os elevados padrões de consumo entre os habitantes das cidades na Nigéria. Na maioria das cidades urbanas, os resíduos sólidos são deitados fora indiscriminadamente em qualquer espaço disponível, o que constitui uma séria ameaça para a saúde humana e o ambiente. A gestão incorrecta dos resíduos sólidos degrada o ambiente, dissemina doenças e contamina a qualidade das águas subterrâneas, do ar e do solo. Glenn (2009) observou que a eliminação incorrecta dos resíduos sólidos domésticos é uma fonte de poluição do ar, do solo e da água e cria riscos para os seres humanos e o ambiente. Trata-se de uma grande preocupação ambiental para muitas nações, especialmente para os países em desenvolvimento.

Ayotamuno & Gabo (2004) observaram que: o despejo indiscriminado de resíduos industriais, comerciais e domésticos, tais como resíduos alimentares, papel, polietileno, têxteis, sucata, vidro, madeira e plástico nas esquinas e sarjetas é muito comum na cidade de Port Harcourt. Outra observação feita pelos autores é que os residentes da cidade não separam os seus resíduos em diferentes categorias antes de os eliminarem. Estes resíduos são normalmente misturados e despejados indiscriminadamente no ambiente e, consequentemente, colocam muitos problemas a uma gestão eficaz dos resíduos. É interessante notar que este fenómeno ocorre em todos os estados da federação, incluindo o Território da Capital Federal.

Conceito de resíduos sólidos urbanos

Babayemi & Dauda (2009) definem os resíduos sólidos como "produtos não líquidos e não gasosos das actividades humanas, considerados inúteis". Os resíduos sólidos podem assumir a forma de resíduos, lixo e lamas. As Nações Unidas (2009) consideram os resíduos sólidos como "todos os resíduos domésticos e resíduos não perigosos, tais como resíduos comerciais e institucionais, varreduras de rua e detritos de construção e, em alguns países, resíduos humanos". Os resíduos sólidos resultam das actividades humanas. Podem ser considerados como resíduos ou lixo, que são deitados fora pelo proprietário como algo que não tem qualquer utilidade para ele. No entanto, alguns materiais considerados resíduos podem ser transformados em produtos valiosos ou doados, tornando-se assim úteis para quem deles possa necessitar. Isto pode ser conseguido através de uma gestão adequada dos resíduos sólidos.

Os resíduos sólidos, também designados por resíduos domésticos ou resíduos residenciais, são resíduos constituídos por lixo e entulho (como garrafas, latas, roupa, composto, descartáveis, embalagens de alimentos, restos de comida, jornais e revistas e aparas de jardim) provenientes de casas ou apartamentos privados. Pode também conter resíduos domésticos perigosos (Business Dictionary, 2015).

Tipos e fontes de resíduos sólidos

Os resíduos sólidos são classificados com base na sua origem, potencial de risco ou características. Com base na origem, os resíduos sólidos podem ser classificados em resíduos alimentares, lixo, cinzas e resíduos, resíduos agrícolas, serviços municipais, resíduos de processos industriais e resíduos de demolição e construção. No que respeita às características, também são classificados em biodegradáveis e não biodegradáveis. Além disso, com base no seu potencial de risco, também podem ser classificados em resíduos perigosos e não perigosos (Comité para o Desenvolvimento Económico (CED), 2003). No entanto, os resíduos sólidos são geralmente classificados com base nas suas fontes (de onde provêm). Com base nesta referência, podem ser classificados em resíduos domésticos ou domésticos, comerciais, institucionais, industriais, de serviços municipais, de construção e demolição e agrícolas.

Componentes da gestão de resíduos sólidos/métodos de eliminação

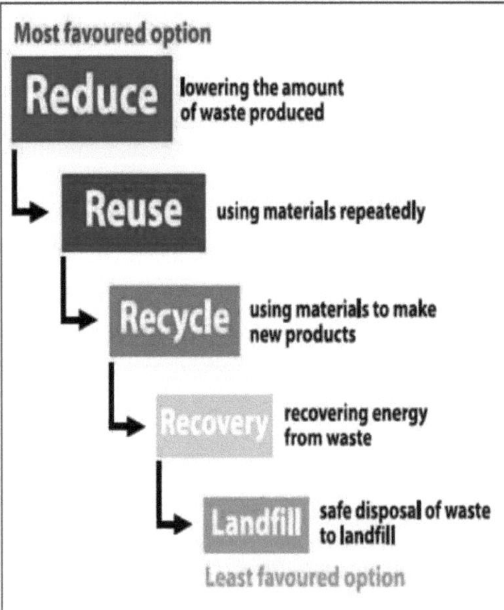

Figura 1: Hierarquia da gestão de resíduos

A gestão de resíduos sólidos consiste na recolha, armazenamento, transporte, tratamento e eliminação de resíduos de forma a torná-los inócuos para a vida humana e animal, para a ecologia e para o ambiente (Oreyomi, 1998). Por outras palavras, a gestão de resíduos pode ser considerada como um processo de tratamento, manuseamento de resíduos, esgotos e outros resíduos resultantes de actividades humanas sem pôr em perigo a saúde humana e o ambiente. Segundo a Wikipédia (2013), os resíduos sólidos urbanos têm quatro componentes: a reciclagem, a compostagem, o aterro sanitário e a valorização energética dos resíduos por incineração. É representada pela hierarquia de gestão de resíduos concebida pela Waste Aware Business (2009), como mostra a figura acima:

A hierarquia da gestão de resíduos - definida pelos 3Rs - reduzir, reutilizar e reciclar - estratifica as opções de gestão de resíduos e centra-se na utilização máxima dos recursos com a produção mínima de resíduos resultantes (PNUA, 2005b). Os 3Rs referem-se à redução da quantidade de resíduos gerados, à reutilização de artigos antes de serem considerados resíduos e à reciclagem de artigos depois de se tornarem resíduos. A hierarquia da gestão de resíduos inclui: prevenção/redução de resíduos, reutilização, reciclagem e compostagem, recuperação de energia e, finalmente, aterro. A função da hierarquia é ajudar na gestão dos resíduos, assegurando ao mesmo tempo um impacto reduzido no ambiente; como tal, é utilizada no desenvolvimento de políticas para a gestão de recursos, para lidar com os desafios da escassez de aterros, do controlo da poluição (da água e do ar) e para salvaguardar a saúde pública (PNUA, 2005a). Na maioria dos países, a hierarquização dos componentes da hierarquia consiste em dar preferência, em primeiro lugar, à prevenção dos resíduos, depois à reutilização, à reciclagem (incluindo a compostagem e a recuperação de materiais), à recuperação de energia e à redução dos resíduos através de métodos como a incineração e, finalmente, ao aterro.

Prevenção e redução de resíduos

A prevenção de resíduos ocupa o passo mais elevado na hierarquia de gestão de resíduos. Refere-se às actividades realizadas com um artigo antes de ser considerado um resíduo. Estas envolvem:

- diminuição da quantidade de resíduos produzidos através do prolongamento do tempo de vida desses artigos e da sua reutilização.
- diminuição dos impactos ambientais e de saúde pública associados aos resíduos produzidos

- diminuição da quantidade de substâncias nocivas contidas nos produtos (Comissão Europeia, 2010).

O conceito de prevenção de resíduos é transversal a todo o processo pelo qual passa um produto, desde a sua forma bruta, o seu fabrico, a sua distribuição, a sua utilização e o fim da sua vida útil. Embora a prevenção ou minimização não possa ser isolada numa determinada fase do ciclo de vida de um produto, quanto mais esforços forem dirigidos para a prevenção de resíduos nas fases iniciais do ciclo de vida de um produto, menor será o seu impacto nas fases finais. Essencialmente, a prevenção eficaz de resíduos na fonte baseia-se em factores que incluem a adoção de práticas adequadas, ajustamentos na utilização de matérias-primas, bem como na tecnologia e nos processos de produção.

A nível doméstico, tal incluiria a tomada de decisões adequadas na gestão do agregado familiar (Williams, 2005). Tem-se dado muita atenção aos resíduos alimentares, que são uma componente importante dos resíduos domésticos. Esses resíduos podem ser de natureza esculenta (por exemplo, cascas de batata, alimentos que podem ter perdido a frescura) ou não consumível (por exemplo, cascas de fruta). Alguns resíduos gerados no primeiro grupo poderiam também ser evitados

(resíduos evitáveis); no entanto, isto não se estende aos que só podem ser consumidos seguindo métodos de preparação rigorosos (Comissão Europeia, 2011). A produção de resíduos não consumíveis não pode ser evitada com base na sua natureza e estes incluem partes calcárias de produtos animais, tais como conchas ou ossos (resíduos inevitáveis). Ainda no que diz respeito ao desperdício alimentar, a prevenção traduz-se basicamente em comprar apenas o que é necessário para satisfazer as necessidades de cada um num determinado momento e maximizar a utilidade do que é comprado.

Reutilização

Seguindo a hierarquia, a próxima melhor opção para a GRS é a reutilização e esta engloba a utilização de um item após o seu uso inicial, seja para um propósito semelhante ao que foi destinado ou para um inteiramente novo. De acordo com a Comissão Europeia (2010), a reutilização refere-se a "... qualquer operação através da qual um produto ou os seus componentes, tendo atingido o fim da sua primeira utilização, são utilizados para o mesmo fim para o qual foram concebidos, incluindo a utilização continuada de um produto que é devolvido a um ponto de recolha, distribuidor, reciclador ou fabricante, bem como a reutilização de um produto após a sua renovação."

Como tal, a redução dos resíduos sólidos estende-se à reutilização, uma vez que esta última retarda a entrada de um artigo no fluxo de resíduos, bem como evita a quantidade de artigos que acabam por se tornar resíduos (Comissão Europeia, 2010).

Reciclagem

Os Resíduos Sólidos Urbanos (RSU), materiais que surgem na sequência do consumo, podem ser recuperados e transformados em objectos úteis, tendo em conta a relação custo-eficácia, a possibilidade de comercialização e o impacto ambiental que podem ter (Williams, 2005). O processo de reciclagem inclui a recolha, segregação e processamento de resíduos com valor produtivo (Pattnik et. al., 2009). A adequação desta opção depende das condições inerentes ao ambiente em causa. Assim, os recursos energéticos utilizados durante o processo de reciclagem, bem como a poluição resultante, devem ser mínimos em comparação com a utilização de material de produção fresco. A eficácia dos custos e a possibilidade de comercialização dos produtos resultantes dessa atividade também devem ser verificadas. A recuperação de materiais inorgânicos a partir de resíduos sólidos urbanos (RSU) foi identificada como um componente-chave na gestão de resíduos (Sharholy, Ahmed,&Vashya,2007).

Compostagem

Os componentes orgânicos dos resíduos sólidos urbanos (RSU) (ou seja, resíduos de origem alimentar e de jardim) são considerados materiais de compostagem úteis (Williams, 2005). A compostagem é um processo que pode reduzir os RSU numa média de quase 68% do seu volume original (Sharholy et. al., 2007). O processo foi definido como a: "... decomposição biológica de resíduos sólidos biodegradáveis em condições controladas predominantemente aeróbias até um estado suficientemente estável para armazenamento e manuseamento sem incómodos e satisfatoriamente amadurecido para utilização segura na agricultura" (UNEP, 2005a).

O produto final, o composto, pode ser utilizado no acondicionamento de solos destinados a fins agrícolas; a sua utilização desta forma dá ao solo uma fonte estável de nutrientes (azoto, potássio e fósforo) que é gradualmente aproveitada, e ajuda a sua capacidade de retenção de água. A utilidade do composto também se estende ao material de cobertura para aterros sanitários, bem como ao material para recuperação de terras de actividades mineiras e incidentes de erosão (Ali, 2004; PNUA, 2005b).

No que diz respeito à redução da quantidade de resíduos que acabam em locais de eliminação de resíduos sólidos, a compostagem é considerada uma opção mais viável e sustentável para os países em desenvolvimento devido à elevada fração orgânica dos resíduos produzidos (Troschinetz & Mihelcic, 2008) e às limitações de recursos nesses países (PNUA, 2005a). No entanto, o sucesso da compostagem em termos de benefícios ambientais (redução de matérias orgânicas no fluxo de RSU) e económicos (por exemplo, da venda de resíduos orgânicos reciclados para compostagem - para melhoria dos solos agrícolas) depende principalmente da segregação dos resíduos na fonte, caso em que os agregados familiares têm um papel importante a desempenhar, uma vez que são os principais produtores de resíduos orgânicos (Ali, 2004).

Recuperação de energia (incineração)

Os resíduos sólidos urbanos (RSU) contêm componentes orgânicos que são combustíveis. Assim, é possível obter energia através da incineração de resíduos ou da combustão de gases de aterro, que pode ser utilizada para gerar energia eléctrica (a partir de vapor em condições térmicas elevadas) ou produzir calor para edifícios (através de caldeiras) (Williams, 2005). Assim, o processo de conversão de resíduos sólidos de natureza orgânica noutras formas úteis, como gás, calor, vapor e resíduos de cinzas, através da combustão, é designado por incineração e esse processo é realizado em locais frequentemente designados por centrais de valorização energética de resíduos (Magutu & Onsongo, 2011).

A redução do volume de resíduos sólidos em 70 a 80% é também uma das principais vantagens deste método de eliminação de resíduos, uma vez que minimiza a quantidade de resíduos que acabam por ser enviados para aterro. Consequentemente, nos países onde existem problemas de espaço terrestre, como o Japão e Singapura, a incineração é uma opção popular de eliminação de resíduos (Magutu et. al. 2011). Além disso, após a introdução de proibições e impostos sobre os aterros no que diz respeito aos biodegradáveis, países como a Suécia e a Dinamarca na União Europeia (UE) têm sido relatados como os mais activos na utilização da incineração para a eliminação de RSU (EEA, 2007).

De acordo com Williams (2005), a produção simultânea de calor e eletricidade (produção combinada de calor e eletricidade) a partir do gás de aterro e da incineração permite uma valorização energética óptima dos resíduos (orgânicos). No entanto, em comparação com as suas formas iniciais, os novos produtos resultantes da incineração de resíduos (incluindo as descargas líquidas e atmosféricas) colocam desafios ambientais e de gestão mais difíceis - uma evolução que tem levado cada vez mais países a proibir esta opção de gestão de resíduos (Narayana, 2009).

Enchimento de terrenos

O aterro é a deposição de resíduos numa área específica com o objetivo de evitar que esses resíduos tenham um impacto negativo no ambiente (Narayana, 2009). A diretiva relativa aos aterros sanitários tem as suas raízes na hierarquização das opções de gestão de resíduos - dando a máxima preferência à prevenção de resíduos, seguindo-se as opções de reutilização, reciclagem e recuperação e tendo o aterro sanitário a menor prioridade. Tendo em conta o impacto que o aterro sanitário pode ter no ambiente através das emissões de gases com efeito de estufa (GEE) e de outras formas de poluição (através do solo, das águas superficiais e subterrâneas) e o facto de o espaço inadequado poder constituir um desafio, a diretiva relativa aos aterros sanitários desencoraja uma forte dependência desta opção, estabelecendo objectivos que reduzem gradualmente a quantidade de resíduos urbanos que são relegados para o aterro sanitário até ao ano 2016 (AEA, 2009). Apesar de ser amplamente considerada como a opção menos desejável, a abordagem mais prevalecente para a eliminação de resíduos a nível mundial tem sido a utilização de aterros sanitários. Este continua a ser um aspeto importante do plano de Gestão de Resíduos Sólidos (GRS) da maioria dos países e varia em termos de estrutura, desde aterros sanitários a aterros semi-controlados e lixeiras não controladas (ou a céu aberto) (Remigios, 2010).

Os aterros sanitários são concebidos de acordo com especificações que ajudam a garantir um impacto mínimo dos resíduos depositados no ambiente. Como tal, estão estruturados para a contenção e tratamento de lixiviados, bem como para a gestão dos gases com efeito de estufa (dióxido de carbono e metano) que são produzidos em caso de decomposição dos resíduos. Estes aterros bem estruturados existem em países com economias desenvolvidas. Geralmente, na América do Norte e noutros países, como a Austrália e a Nova Zelândia, a opção mais utilizada para a eliminação de resíduos em grande escala continua a ser o aterro sanitário. No entanto, este tipo de aterro é altamente controlado e está sujeito aos requisitos legislativos correspondentes em matéria de aterro e de qualidade do ar.

Nos países asiáticos altamente industrializados, como Singapura, onde o espaço para o enchimento perpétuo de terrenos é um desafio, esta opção só é utilizada quando não são viáveis outros meios de eliminação de resíduos (Zhang, Keat, & Gersberg, 2009). No Sul global, existem locais de eliminação de resíduos parcialmente explorados, designados por aterros semicontrolados e lixeiras não controladas. No primeiro caso, procede-se à compactação dos resíduos e à sua posterior cobertura com solo superficial. No entanto, não existem estruturas de contenção de lixiviados e de gases com efeito de estufa, nem restrições quanto ao tipo de resíduos depositados. O despejo descontrolado é o meio principal e preferido de eliminação de resíduos sólidos na maioria das nações do continente africano. Trata-se da eliminação de resíduos em terrenos abertos e não estruturados, sem ter em conta o impacto ambiental (Remigios, 2010). Em conclusão, a opção mais favorecida é a redução de resíduos (prevenção e minimização de resíduos) e a opção menos favorecida é o envio de resíduos para aterros. A técnica de segregação de resíduos sólidos, que permite aos indivíduos segregar os resíduos na fonte de geração, é também uma técnica importante que deve ser desenvolvida nos indivíduos para se conseguir uma gestão eficaz dos resíduos na Nigéria.

Os métodos de eliminação de resíduos sólidos que são mais preferidos e considerados amigos do ambiente na gestão de resíduos são: incineração, compostagem, deposição em lixeiras aprovadas e aterro. No entanto, a deposição de lixo, a queima a céu aberto e o despejo de resíduos sólidos a céu aberto, que são praticados por muitos indivíduos, não são amigos do ambiente porque contribuem para a propagação de doenças e para a poluição do ambiente.

Os principais objectivos de uma gestão eficaz dos resíduos sólidos, tal como salientado por Oreyomi (1998), são

a. Eliminar os riscos para a saúde na comunidade, removendo todos os agentes físicos, biológicos e químicos, como garrafas, vectores de doenças e substâncias tóxicas que são prejudiciais ao homem no seu ambiente.
b. Proteger o ambiente natural de ser poluído ou danificado. Este objetivo é alcançado através do desencorajamento do despejo indiscriminado de resíduos em terra ou no rio.
c. Proporcionar um emprego remunerado a muitos jovens que teriam ficado sem trabalho.
d. Aumentar o fornecimento regular de matérias-primas às indústrias através da recuperação e reciclagem de materiais de valor económico a partir de resíduos.

A gestão eficaz dos resíduos sólidos pelos cidadãos adultos implica a redução dos resíduos, a separação dos resíduos em materiais degradáveis e não degradáveis, a reutilização, a compostagem e a reciclagem dos resíduos. A deposição de resíduos nos centros de recolha designados é igualmente necessária para manter um ambiente limpo e saudável (Oreyomi, 1998).

Elementos do sistema de gestão de resíduos sólidos

Os principais elementos do sistema de gestão de resíduos sólidos incluem: produção de resíduos, composição dos resíduos, recolha e transporte de resíduos, tratamento e eliminação de resíduos (Asase, Yanful, Mensah, Stanford, & Amponsah, 2009).

Produção de resíduos

A produção de resíduos engloba actividades em que os materiais são identificados como já não tendo valor (na sua forma atual) e são deitados fora ou reunidos para eliminação. A produção de resíduos é, atualmente, uma atividade pouco controlável (Vergara &Tchobanoglous, 2012). No futuro, porém, é provável que se exerça um maior controlo sobre a produção de resíduos. A redução dos resíduos na fonte, embora não seja controlada pelos gestores de resíduos sólidos, é atualmente incluída nas avaliações dos sistemas como um método para limitar a quantidade de resíduos gerados (Vergara et. al., 2012).

As taxas de produção de Resíduos Sólidos Urbanos (RSU) são influenciadas pelo desenvolvimento económico, pelo grau de industrialização, pelos hábitos da população e pelo clima local. Em geral, quanto maior o desenvolvimento económico e a taxa de urbanização, maior a quantidade de resíduos sólidos produzidos. O nível de renda e a urbanização estão altamente correlacionados. A produção de resíduos varia em função da riqueza, mas as variações regionais e nacionais podem ser significativas, assim como as taxas de produção dentro da mesma cidade. A produção de resíduos na África Subsariana é de aproximadamente 62 milhões de toneladas por ano (Stanford, 2000).

Manuseamento, triagem, armazenamento e processamento de resíduos na fonte

O segundo dos seis elementos funcionais do sistema de gestão de resíduos sólidos é o tratamento, a triagem, a armazenagem e o processamento dos resíduos na fonte.

O manuseamento e a triagem de resíduos envolvem as actividades associadas à gestão dos resíduos até estes serem colocados em contentores de armazenamento para recolha (Stanford, 2000). O manuseamento também inclui o movimento de contentores carregados para o ponto de recolha. A triagem dos componentes dos resíduos é um passo importante no manuseamento e armazenamento dos resíduos sólidos na fonte. Por exemplo, o melhor local para separar os resíduos para reutilização e reciclagem é na fonte de produção. Os agregados familiares estão a tornar-se mais conscientes da importância de separar o jornal e o cartão, as garrafas/vidro, os resíduos de cozinha e os materiais ferrosos e não ferrosos (Steblin & Stanford, 2008). O sítio Web Labspace, (2013) concordou que onsite significa resíduos sólidos no local onde os resíduos são gerados e resíduos residenciais significa resíduos em casa, dentro do agregado familiar. "Manuseamento" significa a separação dos resíduos nos seus diferentes tipos para que possam ser tratados da forma mais adequada. Os benefícios de um tratamento adequado no local incluem a redução do volume de resíduos para eliminação final e a recuperação de materiais utilizáveis (Labspace, 2013).

A armazenagem no local significa a recolha temporária de resíduos a nível doméstico. É importante que os resíduos sejam armazenados em contentores adequados. Estes podem ser cestos, de preferência feitos de materiais disponíveis localmente, baldes de plástico ou contentores de metal. Os contentores maiores ou caixotes do lixo, especialmente os utilizados para resíduos alimentares, devem ser à prova de fugas, ter tampas apertadas e ser duradouros, tendo instalações de armazenamento no local com maior capacidade (Labspace, 2013).O custo de providenciar o armazenamento de resíduos sólidos na fonte é normalmente suportado pelo agregado familiar, no caso de indivíduos, ou pela gestão de propriedades comerciais e industriais. O processamento na fonte envolve actividades como a compostagem de resíduos no quintal (McDougall, White, Franke, & Hindle, 2001).

Coleção

O elemento funcional da recolha inclui não só a recolha de resíduos sólidos e materiais recicláveis, mas também o transporte destes materiais, após a recolha, para o local onde o veículo de recolha é esvaziado. Este local pode ser uma instalação de processamento de materiais, uma estação de transferência ou um aterro sanitário (McDougall & Hruska, 2000). Sítio Web Labspace (2013),

indicou que, nos centros urbanos, a recolha é uma função que tem o seu próprio processo e serviços. Os resíduos são recolhidos e mantidos em estações de transferência centrais, onde são armazenados antes de serem transportados para um local de eliminação final.

Transferência e transporte

O elemento funcional de transferência e transporte envolve duas etapas:

1. A transferência de resíduos do veículo de recolha mais pequeno para o equipamento de transporte maior.
2. O transporte subsequente dos resíduos, normalmente a longas distâncias, para um local de processamento ou eliminação. A transferência ocorre normalmente numa estação de transferência (Vergara et. al., 2012).

Eliminação

O elemento funcional final do sistema de gestão dos resíduos sólidos é a eliminação. Atualmente, a eliminação de resíduos através de aterros ou de descargas não controladas é o destino final de todos os resíduos sólidos, quer se trate de resíduos residenciais recolhidos e transportados diretamente para um aterro, de materiais residuais de instalações de recuperação de materiais (MRF), de resíduos da combustão de resíduos sólidos, de rejeitados da compostagem ou de outras substâncias provenientes de várias instalações de tratamento de resíduos sólidos (McDougall et.al, 2001). Um aterro sanitário de resíduos sólidos urbanos é uma instalação concebida para a eliminação de resíduos sólidos em terra ou no manto terrestre sem criar incómodos ou riscos para a saúde ou segurança públicas, como a reprodução de roedores e insectos e a contaminação das águas subterrâneas (Vergara et. al., 2012).

Produção de energia

Os resíduos sólidos urbanos podem ser utilizados para produzir energia. Foram desenvolvidas várias tecnologias que tornam o processamento de RSU para a produção de energia mais limpo e mais económico do que nunca, incluindo a captura de gases de aterro, a combustão, a pirólise, a gaseificação e a gaseificação por arco de plasma (Vergara et. al., 2012). Embora as antigas instalações de incineração de resíduos emitissem elevados níveis de poluentes, as recentes alterações regulamentares e as novas tecnologias reduziram significativamente esta preocupação. Proteção ambiental dos Estados Unidos

A regulamentação da Agência Europeia para a Proteção do Ambiente (EPA) em 1995 e 2000, ao abrigo da Lei do Ar Limpo, conseguiu reduzir as emissões de dioxinas das instalações de valorização energética de resíduos em mais de 99% abaixo dos níveis de 1990, enquanto as emissões de mercúrio diminuíram mais de 90%. A EPA registou estas melhorias em 2003, citando a valorização energética dos resíduos como uma fonte de energia "com menos impacto ambiental do que quase todas as outras fontes de eletricidade" (Wikipedia,

2013).

Constrangimentos / Desafios da Gestão de Resíduos Sólidos

Os investigadores identificaram vários factores que militam contra os esforços de gestão dos resíduos sólidos nos países pobres. São eles:

- Tecnologias/processos inadequados
- Ineficiências/não existência de aplicação
- Descargas ilegais
- Falta de financiamento
- Falta de formação/recursos humanos
- Falta de apoio político
- Falta de legislação
- Conflito de políticas entre níveis de governo / sobreposição de responsabilidades
- Aumento rápido da produção de resíduos e dados limitados
- Falta de sensibilização da população
- Áreas de terra limitadas e problemas de posse de terra.

Estes factores colocaram sérios constrangimentos ao sector dos resíduos e diminuíram os esforços para a gestão dos resíduos na cidade. Muitos outros autores já explicaram como os factores acima citados (e outros) interagem para agravar o problema dos resíduos sólidos nas cidades dos países pobres. O que se segue é uma análise detalhada dos factores responsáveis pela situação abismal dos resíduos nas cidades dos países pobres (Babayemi & Dauda, 2009).

Problemas de eliminação de resíduos

A deterioração do ambiente urbano nigeriano, em termos de descargas irresponsáveis e de resíduos sólidos acumulados, é hoje mais evidente nas nossas cidades em crescimento. Os efeitos desumanizantes destas circunstâncias nas nossas vidas urbanas e o ambiente degradado têm sido frequentemente citados e apontados como causas da degradação urbana nigeriana (Asuquo, 1979). À medida que a população aumenta, à medida que mais pessoas se mudam para estas poucas cidades primatas em busca de uma vida melhor, a produção e eliminação de resíduos torna-se uma questão pública importante que afecta tanto a saúde como o valor estético do centro urbano. Oldnira (1995) argumentou que um dos principais problemas de saúde ambiental que os nigerianos enfrentam, especialmente nas grandes cidades, é a má gestão dos resíduos. Edu (2003), afirmou que os resíduos são o maior problema físico que coloca persistentemente um grave desafio ao homem na terra.

O despejo indiscriminado de resíduos ao longo das ruas, dos mercados e dos eixos residenciais de Port-Harcourt constitui um incómodo que causa graves riscos para a saúde, uma vez que o despejo leva à percolação para poluir os lençóis freáticos, terreno fértil para organismos irritantes e portadores de doenças, como ratos, baratas, moscas, etc. Uchegbu (1998), nas suas palavras, disse que o desenvolvimento sem orientação do homem e a gestão ineficaz dos resíduos sólidos nos centros urbanos da Nigéria resultaram na degradação urbana e no surto de doenças como a cólera, a malária, a febre tifoide e as doenças brônquicas. Udo (2003) observou que os resíduos decompostos emitem dióxido de carbono (CO_2) e gás metano (CH_4), o que contribui para o aquecimento global. As emissões de nitritos e nitratos brancos causam riscos para a saúde, tais como nitrosaminas cancerígenas e mutagénicas.

Efeitos dos resíduos sólidos

É um facto que, se os resíduos sólidos não forem geridos corretamente, há muitos impactos negativos na estética, na saúde humana e na ecologia (poluição da água e do ar). Por conseguinte, para controlar a atividade de gestão de forma adequada e tomar medidas proactivas em relação a esse impacto negativo, é necessário ter um bom conhecimento dos efeitos e riscos que podem advir de uma gestão inadequada dos resíduos sólidos. De acordo com Melaku (2008), os efeitos mais importantes decorrentes de sistemas de eliminação de resíduos sólidos não controlados são os seguintes

- Os resíduos não recolhidos provocam o entupimento dos esgotos, o que resulta em inundações e condições insalubres.
- As moscas e os mosquitos reproduzem-se em alguns constituintes dos resíduos sólidos, e as moscas são vectores muito eficazes na propagação de doenças.
- As lixeiras são um bom abrigo para as ratazanas. As ratazanas consomem e estragam os alimentos, propagam doenças, danificam os cabos eléctricos e outros materiais.
- Os resíduos não recolhidos degradam o ambiente urbano, desencorajando os esforços para manter as ruas e os espaços abertos em condições limpas e atractivas.
- Os objectos perigosos (como vidros partidos, lâminas de barbear, agulhas e outros resíduos de cuidados de saúde, latas de aerossóis e recipientes potencialmente explosivos) podem representar riscos de ferimentos ou de envenenamento, em especial

para as crianças e as pessoas que separam os resíduos.

- Os resíduos que são reciclados sem serem limpos eficazmente ou esterilizados podem transmitir infecções a utilizadores posteriores.
- A água poluída (lixiviados) que flui das lixeiras e dos locais de eliminação pode causar uma grave poluição das reservas de água.
- Os resíduos que são tratados ou eliminados de forma insatisfatória podem causar um grave incómodo estético em termos de cheiro e aparência.
- Os incêndios nos locais de eliminação podem causar uma grande poluição atmosférica, provocando doenças e reduzindo a visibilidade, tornando os locais de eliminação perigosamente instáveis, causando explosões de latas e podendo alastrar-se às propriedades adjacentes.

CAPÍTULO 3

METODOLOGIA DE INVESTIGAÇÃO

Área de estudo

Elelenwo pertence à Área de Governo Local de Obio-Akpor, uma das vinte e três Áreas de Governo Local (LGAs) do Estado de Rivers. Obio - Akpor L.G.A. cobre 260 km^2 e tem uma população de 462 350 habitantes (homens, 238 951 e mulheres, 223 399) de acordo com o Censo Populacional de 2006. Elelenwo é principalmente um bairro residencial e uma antiga aldeia com pequenos centros comerciais localizados na Área de Governo Local de Obio-Akpor na metrópole de Port-Harcourt. É constituído por três aldeias principais, nomeadamente: Rumuodani, Rumuodunwere e Rumueheleze. O bairro alberga uma série de meios de comunicação social estatais, incluindo a Rivers State Television (RSTV) e a Radio Rivers. É limitado a sul por Eleme, para lá da qual se situa a ilha de Okirika, a oeste por Oginigba e Woji, para lá da qual se situa Trans Amadi; a norte pelo mercado Oil Mil, para lá da qual se situa Rumukurushe, e a leste por Iriebe, para lá da qual se situa a área governamental local de Oyigbo. O bairro é composto maioritariamente por edifícios de apartamentos de rendimentos mistos, propriedades públicas e privadas, bem como por casas unifamiliares de estilos variados. A sua única esquadra de polícia acessível é a esquadra de Elelenwo.

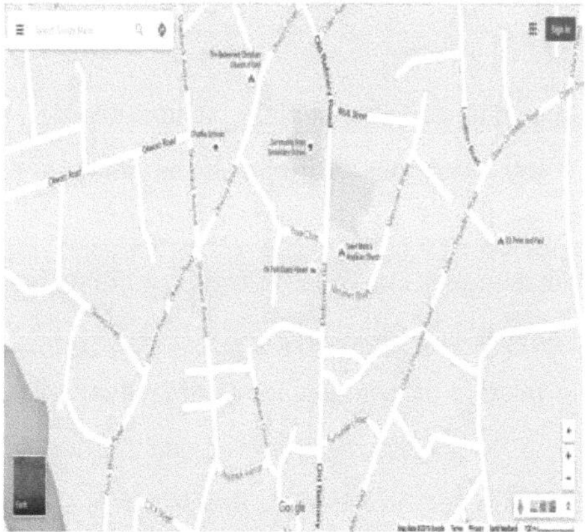

Figura 2: Mapa que mostra a área de estudo

Investigação / Conceção do estudo

Neste estudo, que envolveu um inquérito sobre a perceção, as atitudes e as práticas em matéria de resíduos domésticos na comunidade de Elelenwo em Obio-Akpor L.G.A., foi utilizado um desenho de estudo transversal descritivo.

População do estudo

A população estudada para este trabalho inclui todos os residentes da comunidade de Elelenwo com idade igual ou superior a dezoito (18) anos.

Dimensão da amostra e técnicas de amostragem

Cálculo do tamanho da amostra para uma população de mais de 10 000 pessoas

A dimensão mínima da amostra foi calculada utilizando a fórmula.

$$ME = z\sqrt{\frac{\acute{p}\,(1-\acute{p})}{n}}$$

n = Tamanho desejado da amostra

ME = Margem de erro pretendida

z = Desvio normal padrão, geralmente fixado em 1,96 (mais simplesmente 2,0), que corresponde ao nível de confiança de 95%.

p = População da população-alvo que se estima ter uma determinada caraterística, que foi considerada como 50% neste estudo.

$$\text{Sample size} = \frac{(1.96)^2\,(0.50)\,(0.50)}{(0.05)^2}$$

n =0.9605/0.0025;

n=384

Se fizermos uma iteração de não respostas até 20%, temos 20% de 384= 76,8

A adição de 76,8 a 384 = 460,8 amostras. Aproximado às centenas, foi utilizado um tamanho de amostra de 500.

Utilizando técnicas de amostragem em vários estágios, a comunidade foi dividida nas três principais aldeias da comunidade de Elelenwo.

Proporcional à dimensão relativa da comunidade (Rumuodani é a maior aldeia, seguida de perto por Rumuodunwere e Rumueheleze), uma vez que a dimensão absoluta não pôde ser atingida até à data deste estudo devido à falta de dados, foram seleccionadas aleatoriamente 500 amostras da comunidade.

Sistematicamente, os inquiridos foram seleccionados até se esgotar o número atribuído. Ou seja, foram recolhidas 250 amostras na maior aldeia, enquanto 150 e 100 amostras foram recolhidas nas outras duas aldeias.

Instrumento de recolha de dados

Para a recolha de dados relevantes para este estudo, foi utilizado um questionário estruturado escrito em língua inglesa. As perguntas incidiam sobre variáveis como as características do agregado familiar e demográficas, as práticas actuais de gestão dos resíduos domésticos, a perceção e as atitudes associadas à gestão dos resíduos domésticos. O questionário foi aplicado pelo investigador até se obter o número específico da amostra.

Método de recolha de dados

Foi adotado um questionário para a recolha de dados, utilizando a técnica de amostragem aleatória sistemática nas casas seleccionadas. Foi obtido o consentimento informado de cada inquirido, com a promessa de manter a confidencialidade das informações obtidas.

Análise de dados

Os dados recolhidos foram ordenados manualmente, editados e codificados antes de serem introduzidos para análise utilizando o pacote estatístico Statistical Package for Social Sciences (SPSS) versão 16.0. O investigador utilizou ferramentas estatísticas descritivas e analíticas simples, como a distribuição de frequências para a avaliação dos resíduos domésticos, gráficos e percentagens na análise dos dados obtidos a partir do instrumento (questionário) utilizado. A significância estatística da associação foi testada utilizando o teste do Qui-quadrado, sendo o valor de p inferior a 0,05 considerado estatisticamente significativo. Fórmulas da Escala de Likert e da Pontuação Média Ponderada

$$\overline{X} = \frac{\sum WF}{N}$$

Onde:

W = Escala média ponderada

F = Número na categoria

N = População total

SA - Concordo totalmente = 5

A - Concordo = 4

U - Indecisos = 3

SD - Discordo totalmente = 2

D - Discordo = 1

Soma 15 * 5 = 3

Por conseguinte, o valor igual ou superior a 3 é positivo e o valor inferior a 3 é negativo.

CAPÍTULO 4

RESULTADOS

Características sócio-demográficas

Das características sócio-demográficas dos inquiridos, 230 (46%) tinham idades compreendidas entre os 25 e os 34 anos e 12 (2,4%) tinham idades inferiores a 55 anos ou mais. Os inquiridos do sexo feminino 308 (61,6%) eram mais do que os inquiridos do sexo masculino 292 (58,4%). Cerca de 474 (94,8%) inquiridos eram cristãos, enquanto 26 (5,2%) eram muçulmanos. Os funcionários públicos, 264 (52,8%), obtiveram um grande número de respostas em comparação com os comerciantes 123 (24,6%), os agricultores 21 (4,2%) e os estudantes 92 (18,4%).

Quadro 1: Dados sociodemográficos e pessoais

Variables	Frequency (N=500)	Percentage (%)
Age of respondents		
18-24	109	21.8
25-34	230	46.0
35-44	113	22.6
45-55	36	7.2
55+	12	2.4
Total	500	100.0
Gender of respondents		
Male	192	38.4
Female	308	61.6
Total	500	100.0
Religion of respondents		
Christianity	474	94.8
Islam	26	5.2
Total	500	100.0
Occupation of respondents		
Trader	123	24.6
Civil servant	264	52.8
Farmer	21	4.2
Student	92	18.4
Total	**500**	**100.0**

Qualificação educacional dos inquiridos

A informação sobre as habilitações literárias dos inquiridos é apresentada na figura 3. Precisamente 252(50,4%) atingiram o nível terciário, 130(26%) atingiram o ensino secundário, 82(16,4%) o ensino primário, enquanto 36(7,2%) não tinham qualquer educação formal.

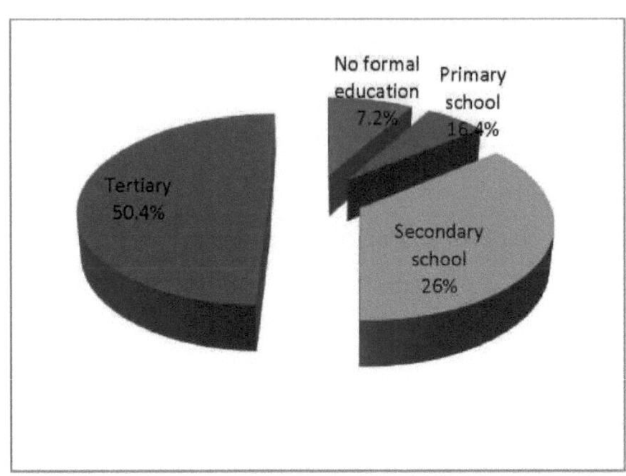

Figura 3: Qualificação educacional dos inquiridos

Sensibilização para a gestão de resíduos

A Tabela 2 mostra o conhecimento geral dos inquiridos sobre a gestão de resíduos. A maioria, 286 (57,2%), estava muito consciente do impacto da gestão incorrecta dos resíduos na saúde, 174 (34,8%) estavam conscientes, 38 (7,6%) estavam ligeiramente conscientes e pelo menos 2 (0,4%) não estavam conscientes. A partir da mesma tabela, as habilitações literárias têm um efeito significativo na sensibilização dos inquiridos para o impacto da gestão inadequada dos resíduos na saúde. Relativamente ao impacto ambiental da gestão inadequada dos resíduos, 256 (51,2%) estavam muito conscientes, 198 (39,6%) estavam conscientes, 38 (7,6%) estavam ligeiramente conscientes e 8 (1,6%) não estavam conscientes. A sensibilização dos inquiridos para o impacto ambiental da gestão inadequada dos resíduos foi significativa em função das habilitações literárias. No que se refere ao impacto económico da gestão inadequada dos resíduos, 240 (48%) estavam muito conscientes, enquanto 14 (2,8%) não estavam conscientes. As habilitações literárias têm um efeito significativo na sensibilização dos inquiridos para o impacto económico da gestão inadequada dos resíduos.

Conhecimento da legislação/regulamentação relativa à gestão de resíduos; o maior número de participantes, 207 (41,4%), estava ciente, seguido de 119 (23,8%) que estavam ligeiramente cientes, 100 (20%) estavam muito cientes e apenas 74 (14,8%) não estavam cientes.

Tabela 2: Sensibilização geral para a gestão de resíduos

Variables	Very aware	Aware	Slightly aware	Unaware	Total	X^2	P-value
Aware of the health impact of improper waste management	286(57.2%)	174 (34.8%)	38 (7.6%)	2(0.4%)	500	**141.8**	**0.000**

Aware of the environmental impact of improper waste management	256(51.2%)	198(39.6%)	38(7.6%)	8(1.6%)	500	**192.2**	**0.000**
Aware of the economic impact of improper waste management	240(48%)	190(38%)	56(11.2%)	14(2.8%)	500	**178.8**	**0.000**
Aware of the legislation/regulations regarding waste management	100(20%)	207(41.4%)	119(23.8%)	74(14.8)%	500		

Meio de transmissão de informação

A fonte de informação sobre a gestão de resíduos ou quaisquer problemas associados, conforme apresentado na figura 4, mostra que cerca de 190 (38%) referiram ter obtido a informação através da televisão, 170 (34%) através da rádio, 60 (12%) através de jornais, 35 (7%) através de familiares/amigos, 12,5 (2,5%) através de reuniões comunitárias.

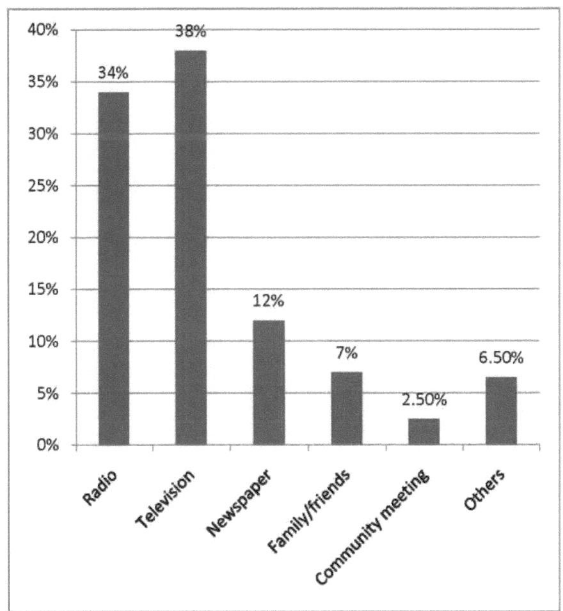

Figure 4: Meio de transmissão de informação

Práticas de gestão de resíduos domésticos

A prática atual de gestão dos resíduos sólidos domésticos na comunidade de Elelenwo é apresentada na Tabela 4 abaixo. Cerca de 456 (92%) concordaram que têm um depósito temporário de resíduos sólidos em casa, enquanto 44 (8,8%) discordaram dessa opinião. O cesto de lixo 299 (59,8%) foi o tipo de material de armazenamento mais utilizado na comunidade de Elelenwo, seguido de um saco 113 (22,6%) e outros métodos 3 (0,6%). Cerca de 172 (34,4%) concordaram que existia um contentor de recolha de resíduos sólidos no seu bairro, enquanto a maioria 328 (65,6%) discordou. Um grande número de inquiridos prefere eliminar os seus resíduos à noite, 180 (36%), 177 (35,4%) preferem o início da manhã, 141 (28,2%) optam por qualquer hora do dia e 2 (0,4%) concordam que a hora do meio-dia é a ideal. A maioria 258 (51,6%) concordou com a presença de micro e pequenas empresas que recolhem resíduos sólidos através do sistema porta a porta nas comunidades, enquanto 242 (48,4%) não concordaram.

Tabela 3: Práticas de gestão de resíduos domésticos

Variable	Frequency (N=500)	Percentage (%)
Have a temporary solid waste storage in the house		
Yes	456	92.0
No	44	8.8
Total	500	100.0
Kind of waste collection container used for disposal		
Plastic bag	6	1.2
Sack bag	113	22.6
Waste basket	299	59.8
Open container	22	4.4
Closed container	50	10.0
Pile in the yard	7	1.4
Others	3	0.6
Total	500	100.0
Solid waste disposing container available in neighbourhood		
Yes	172	34.4
No	328	65.6
Total	500	100.0
Time preferred for disposal household waste		
Early morning	177	35.4
Noon	2	0.4
Night	180	36.0
Any time	141	28.2
Total	500	100.0
Presence of micro and small enterprises that collect solid wastes via door to door system in communities		
Yes	242	48.4
No	258	51.6
Total	**500**	**100.0**

Meios de eliminação de resíduos sólidos no agregado familiar

Os meios de eliminação de resíduos sólidos em vários agregados familiares na comunidade de Elelenwo mostram que 236,5 (47,3%) dos participantes praticavam o método de queima, 202,5 (40,5%) praticavam o método de lixeira a céu aberto, 8,5 (7,7%) cavavam buracos e enterravam os seus resíduos, e 12 (2,40%) recorriam aos serviços de colectores privados para os levar para o local de eliminação final, enquanto a menor percentagem 4,5 (0,9%) representa outros métodos não mencionados.

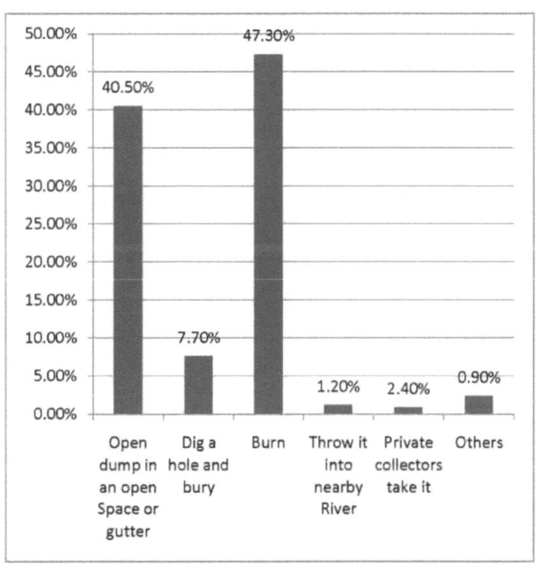

Figure 5: Meios de eliminação de resíduos sólidos no agregado familiar

Frequência da eliminação de resíduos

A maioria dos inquiridos, 190 (38%), eliminava os seus resíduos uma vez por semana, 155 (31%) eliminavam-nos diariamente, 130 (26%) dos inquiridos eliminavam os seus resíduos uma vez de duas em duas semanas, 15 (3%) praticavam uma frequência de eliminação mensal, enquanto 10 (2%) representavam outros que não tinham uma frequência de eliminação definida.

Perceção sobre a gestão dos resíduos domésticos

Quanto à perceção dos residentes sobre a gestão de resíduos domésticos, a maioria dos inquiridos concordou que a queima de lixo é um risco para a saúde, como se pode ver na tabela abaixo. No que diz respeito à queima ilegal na área como meio de eliminação de resíduos domésticos, os inquiridos afirmaram positivamente que esta tem influência na saúde humana. Os inquiridos concordaram que existe uma relação positiva entre o armazenamento/eliminação incorrecta dos resíduos domésticos e a propagação de doenças. Os resultados do estudo mostraram que as inundações podem ser causadas por esgotos e sarjetas entupidos, como mostra positivamente a tabela abaixo. Existe uma relação positiva entre a propagação de doenças parasitárias e sionóticas e a deposição de lixo doméstico.

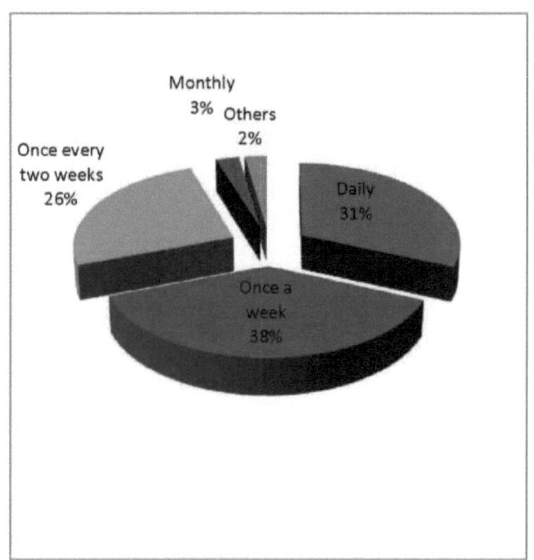

Figure 6: Frequência da eliminação de resíduos

Table 4: Perceção sobre a gestão dos resíduos domésticos

Perception about Domestic Waste Management	Options	Frequency	Weighted Mean Score (WMS)	Decision
Burning garbage has associated health risks.	SA	300	3.81	POSITIVE
	A	24		
	U	56		
	SD	20		
	D	100		
Illegal dumping in the area is a health risk.	SA	310	3.88	POSITIVE
	A	26		
	U	50		
	SD	24		
	D	90		

Improper storage and disposal methods can cause diseases.	SA	299	4.0	POSITIVE
	A	65		
	U	46		
	SD	21		
	D	69		
Blocked drains and gullies as a result of domestic waste can cause flood.	SA	52	3.58	POSITIVE
	A	306		
	U	67		
	SD	33		
	D	42		
Littering of garbage serves as breeding grounds for rodents and insects that could increase the risk of the spread of parasitic and zoonotic diseases.	SA	37	3.36	POSITIVE
	A	281		
	U	84		
	SD	22		
	D	176		

Conhecimentos sobre a gestão dos resíduos domésticos

Os inquiridos revelaram negativamente que não dispunham de informação suficiente sobre métodos de gestão de resíduos domésticos, como a compostagem e a reciclagem. No que diz respeito à vontade dos inquiridos de levarem o seu lixo para lixeiras situadas na comunidade, foi obtida uma resposta negativa. A partir dos resultados, pode deduzir-se negativamente que os inquiridos não vêem a gestão dos resíduos domésticos como sua responsabilidade. Os inquiridos afirmaram positivamente que o Governo Local não está a fazer o suficiente para tratar e resolver os problemas dos resíduos domésticos. Como se pode ver positivamente nos resultados abaixo, a educação pública é uma das formas de resolver a crise dos resíduos domésticos.

Table 5: Conhecimentos sobre a gestão dos resíduos domésticos

Knowledge on Domestic Waste Management	Options	Frequency	Weighted Mean Score (WMS)	Decision
I have enough information about composting	SA	29	2.34	NEGATIVE
	A	66		
	U	54		
	SD	249		
	D	102		

I have enough information about recycling	SA	12	2.37	NEGATIVE
	A	74		
	U	84		
	SD	250		
	D	80		
I will be willing to carry garbage to a dump site if it was located in the community	SA	45	2.34	NEGATIVE
	A	228		
	U	240		
	SD	610		
	D	49		
People throw garbage on the streets and in the drains and gullies because they have no other means of getting rid of (Disposing of) their garbage	SA	45	2.93	NEGATIVE
	A	119		
	U	124		
	SD	180		
	D	32		
The Local Government is not doing enough to fix the garbage problem	SA	302	4.0	POSITIVE
	A	65		
	U	20		
	SD	86		
	D	27		
Public education about proper garbage management is one way to fix the garbage crisis	SA	127	3.70	POSITIVE
	A	209		
	U	124		
	SD	6		
	D	34		

CAPÍTULO 5

DISCUSSÃO, CONCLUSÃO E RECOMENDAÇÃO

Discussão

A gestão dos resíduos sólidos domésticos em Elelenwo, tal como observada neste estudo, revela alguns problemas importantes. Os resíduos são despejados indiscriminadamente nas ruas, nos esgotos e nos quintais. Isto torna-se um problema grave, uma vez que o carácter estético do ambiente é reduzido.

A partir do estudo, os inquiridos estão conscientes do impacto sanitário, ambiental e económico de uma gestão inadequada dos resíduos domésticos.

Na maioria das vezes, os resíduos são queimados ao ar livre na fonte de produção e nos locais de eliminação final. A queima de resíduos, especialmente de plásticos, aumenta as emissões de gases tóxicos para a atmosfera, polui o ar e destrói a camada de ozono e as suas propriedades protectoras, aumentando assim o risco de riscos para a saúde, incluindo o cancro, o que é consistente com um estudo de Azeez (2006), segundo o qual o aumento da utilização de plásticos se deve a mudanças no estilo de vida e à industrialização, em que as embalagens de plástico substituem outras formas de embalagem. Este autor defende que a grande quantidade de resíduos de plástico gerados pode criar perdas financeiras e socioeconómicas para os governos em geral quando estes tentam geri-los. Além disso, os resíduos de plástico parecem fazer parte de quase todos os resíduos produzidos em casa.

A utilização de contentores de plástico cobertos protege os resíduos da exposição direta a moscas, animais nocivos e necrófagos e evita também os incómodos causados pelo mau cheiro e pela falta de visibilidade. Infelizmente, a deposição indiscriminada de resíduos a céu aberto representa uma ameaça significativa para a saúde pública e para o ambiente se estes não forem armazenados, recolhidos e eliminados corretamente.

Isto está de acordo com o trabalho de Abel (2007), que mostra que o aumento das actividades domésticas e familiares em ambientes urbanos está ligado à produção de grandes volumes de resíduos domésticos. É também evidente que alguns destes resíduos são despejados nas ruas, sarjetas, buracos e arbustos próximos. Infelizmente, a deposição indiscriminada de resíduos a céu aberto representa uma ameaça significativa para a saúde pública e para o ambiente se não forem armazenados, recolhidos e eliminados corretamente.

A melhor prática continua a ser armazenar os resíduos domésticos em contentores de plástico cobertos (Damghani ,Savarypour, Zard & Deihimfard, 2007). Quanto à perceção dos residentes relativamente à gestão dos resíduos domésticos, a maioria dos inquiridos concordou positivamente que a deposição ilegal de resíduos, como forma de eliminação dos resíduos domésticos, tem efeitos na saúde humana.

Os inquiridos concordaram que existe uma relação positiva entre a armazenagem/eliminação inadequada dos resíduos domésticos e a propagação de doenças. O estudo também mostrou que as inundações podem ser causadas por esgotos e sarjetas entupidos e que existe uma relação positiva entre a propagação de doenças parasitárias e zoonóticas e a deposição de lixo doméstico.

Isto está de acordo com o estudo de Abeyewickreme et. al., (2012), que afirmou que a deposição de lixo doméstico tem o potencial de servir de local de reprodução para roedores e insectos. Isto aumenta o risco de propagação de doenças zoonóticas e parasitárias, como a malária e a febre de Lassa. O despejo indiscriminado de lixo doméstico leva a inundações durante a estação das chuvas, à propagação de doenças e à perda de propriedades. Os detritos alimentares eliminados indiscriminadamente podem dar origem a esgotos entupidos e a cursos de água bloqueados, que favorecem a reprodução de moscas e mosquitos, especialmente durante a estação das chuvas.

Os inquiridos não dispunham de informação suficiente sobre as práticas actuais em matéria de resíduos, como a compostagem, a reciclagem e as técnicas de separação de resíduos. Além disso, os resultados do estudo indicaram a falta de vontade de levar os resíduos domésticos para as lixeiras.

Este elevado nível de conhecimento sobre os efeitos da gestão de resíduos não corresponde às práticas observadas, uma vez que os inquiridos preferem despejá-los em sarjetas e esgotos. Este facto é confirmado por um trabalho anterior realizado por Onibokun et al., (1999), que afirmou que a crescente migração rural-urbana agrava o problema da gestão de resíduos, uma vez que os cidadãos não assumem a responsabilidade pela eliminação adequada dos resíduos, mas confiam no governo para os eliminar.

O financiamento inadequado é outro fator importante que milita contra a gestão dos resíduos domésticos. O custo da mão de obra, da compra e da manutenção dos veículos envolvidos na recolha e eliminação dos resíduos aumentou tanto que muitas agências de saneamento já têm dificuldade em recolher e eliminar adequadamente todos os resíduos recolhidos. Este facto é semelhante às conclusões de muitos estudos (Uchegbu, 1998; Agunwanba, 2001; Mosler et. al., 2006). Atribuíram o problema aos factores acima mencionados e a outros, como as más atitudes, a falta de conhecimento e de preocupação com as questões ambientais, os elevados níveis de pobreza e as práticas incorrectas de eliminação de resíduos, o fraco enquadramento institucional da gestão de resíduos por parte do governo, a atitude rural inerente à maioria dos habitantes das cidades e o mau estado das infra-estruturas públicas.

Para garantir uma solução duradoura para os problemas de gestão dos resíduos domésticos, a recolha regular de resíduos e a educação do público, tal como se deduz deste estudo, podem ajudar a travar a crise do lixo.

Uma vez que o problema da eliminação de resíduos nas nossas cidades ultrapassou o efeito individual e comunitário, é necessário que o governo se empenhe mais em tornar as nossas cidades seguras e habitáveis para todos.

Conclusão

Em conclusão, este estudo concluiu que o problema dos resíduos domésticos nas cidades urbanas emergentes da Nigéria é uma consequência da mudança drástica dos hábitos, normas e valores rurais das pessoas para os da civilização urbana. Uma vez que a maioria das pessoas que residem nas cidades continua a adotar o mau hábito de despejar o lixo no quintal. As questões relativas aos resíduos domésticos estão relacionadas com a perceção, as atitudes e a falta de sensibilização e esclarecimento do público (Mabogunje 1974).

Tal como outras cidades do Estado de Rivers, Elelenwo está envolta em sujidade, tanto em locais visíveis como não visíveis, porque tem graves problemas com a gestão de resíduos, desde a produção, passando pelo armazenamento, tratamento e eliminação. As percepções erradas e as atitudes despreocupadas dos residentes em relação à gestão de resíduos podem também ser a causa deste problema. Teo et. al. (2001), descobriram que as atitudes em relação à redução dos resíduos são uma das razões para as dificuldades na gestão dos resíduos.

Os principais factores subjacentes que contribuem para uma gestão deficiente dos resíduos incluem uma taxa elevada de crescimento da população e de padrões de consumo, uma gestão deficiente por parte das autoridades locais na disponibilização de instalações de gestão de resíduos, uma aplicação inadequada da lei por parte do governo, a falta de participação da comunidade devido à falta de sensibilização e o aumento da urbanização e da industrialização.

Com base nos resultados, acredita-se que o envolvimento de agências governamentais e privadas, e até mesmo de indivíduos, na triagem de resíduos na fonte contribuirá muito para a recuperação de materiais reutilizáveis dos resíduos domésticos na área de estudo. Muitas vezes, o desenvolvimento anterior sem orientação e o programa ineficaz de gestão de resíduos sólidos resultaram em degradação ambiental, com graves implicações para a saúde. Isto significa que deve ser feito um maior investimento na área do armazenamento, triagem, recolha e eliminação de resíduos. É necessária uma maior consciencialização da população urbana para a necessidade de um ambiente mais limpo, uma vez que isso reduzirá a eliminação indiscriminada.

Com um pequeno empurrão, apoio e educação para melhorar as percepções, atitudes e práticas das pessoas em relação à gestão de resíduos, alguns dos desafios que os municípios enfrentam na área da gestão de resíduos podem ser minimizados.

Para uma implementação bem sucedida das medidas de gestão de resíduos, é importante um esforço coletivo de todas as partes envolvidas (Kulatunga et. al., 2006). Os factores humanos na minimização dos resíduos são de grande importância e a gestão dos resíduos domésticos pode ser evitada através da mudança de atitudes.

Recomendações

A partir do estudo efectuado, descobri que a gestão dos resíduos domésticos ainda tem um longo caminho a percorrer. Os indivíduos não podem realizar esta árdua tarefa sozinhos. Por isso, recomendo o seguinte:

- A gestão dos resíduos sólidos na Nigéria deve tornar-se uma preocupação de todos - proprietários, inquilinos, crianças em idade escolar, comerciantes, empresários, funcionários públicos, privilegiados, políticos, etc. Uma única agência governamental não pode, por si só, lidar eficazmente com o volume de resíduos sólidos produzidos nas povoações nigerianas.
- As agências encarregadas da gestão dos resíduos sólidos devem ser suficientemente apoiadas através de um financiamento adequado e de melhorias nas infra-estruturas de circulação para permitir que a agência funcione com êxito.
- O governo também deve providenciar legislação e decretos favoráveis que estabeleçam as agências de gestão de resíduos como Autoridades Independentes de Gestão de Resíduos, que funcionarão como empresas privadas. Isto aumentará a sua eficiência, uma vez que aspirará a atingir o ponto de equilíbrio e, ao mesmo tempo, tentará corresponder às expectativas.
- Devem ser envidados esforços no sentido da utilização de técnicas científicas para

desenvolver tecnologias adequadas para lidar com a gestão dos resíduos sólidos, tais como o incentivo ao aparecimento e desenvolvimento da ecologia industrial, em que os resíduos de uma atividade são matérias-primas para outra atividade. Os aterros sanitários devem ser concebidos e explorados de acordo com as normas da OMS.

- A comunidade deve adotar uma abordagem de autoajuda para resolver o problema. Muito pode ser alcançado quando as várias comunidades se mobilizam e organizam exercícios periódicos de limpeza e, contribuindo financeiramente para apoiar o exercício, os residentes podem também atuar como cães de guarda e certificar-se de que eles próprios aderem a práticas adequadas de eliminação de resíduos.
- Os chefes e outros líderes de opinião devem ter um papel adicional a desempenhar para garantir a limpeza do ambiente. Isto pode ser feito autorizando os chefes de cada área ou comunidade a assumirem a tarefa adicional de assegurar práticas ambientais limpas, com os jovens a desempenharem um papel importante.
- As mulheres devem ser levadas a desempenhar um papel importante, uma vez que se verificou que as mulheres desempenham um papel mais importante no tratamento e eliminação dos resíduos domésticos na comunidade.

Espera-se que estas recomendações, quando consideradas para ação pelo governo, pelas autoridades locais e pelas próprias pessoas, ajudem a resolver os problemas de gestão dos resíduos domésticos e as questões relacionadas com os mesmos na comunidade de Elelenwo.

Referências

Abel A. (2007). Uma análise da produção de resíduos sólidos numa cidade tradicional africana: o exemplo de Ogbomoso. *Nigeria Environ* Urban;19:527-537.

Abeyewickreme, W., Wickremasinghe, A.R., Karunatilake, K., Sommerfeld, J., & Axel, K.(2012). Mobilização comunitária e gestão de resíduos a nível doméstico para o controlo do vetor da dengue no distrito de Gampaha, no Sri Lanka; um estudo de intervenção. *Pathogens Global Health*;106:479.

Agbola, T.(1993). Environmental Education in Nigerian Schools (Educação Ambiental nas Escolas Nigerianas). Environmental education in the Commonwealth, the Commonwealth of Learning. Vancouver.

Aguwamba, J. C. (2003). Ferramentas de Engenharia e Gestão de Resíduos. Immaculate Pub. Ltd., Enugu.

Ahmed, S.A., &Ali, S.M.(2011). As pessoas como parceiros: facilitando a participação das pessoas na parceria público-privada para a gestão de resíduos sólidos. *Habitat Int.*;30:781-796.

Ali, M. (2004). Sustainable Composting: Case Studies and Guidelines for Developing Countries. Hamtat fran Water, Engineering and Development Centre, Universidade de Loughborough.

Asamoah, A.,(1998). Problem of Environmental Sanitation in Developing Countries.19th Preprints da conferência sobre água, saneamento, ambiente e desenvolvimento, Gana: 242.

Asase, M., Yanful, E.K., Mensah, M., Stanford, J., &Amponsah, S.(2009). Comparação dos sistemas de gestão de resíduos sólidos urbanos no Canadá e no Gana: A case study of the cities of London, Ontario, and Kumasi, Ghana. *Waste Manage.* 29, 2779.

Ayotamuno, J.M.,& Gabo, A.E. (2004). Gestão dos resíduos sólidos urbanos em Port Harcourt, Nigéria: Obstáculos e perspectivas. *Gestão da qualidade ambiental. An International Journal,* 15 (4), 389-397.

Azeez, K.K. (2006). Práticas de gestão de resíduos em comunidades mineiras de pequena escala no distrito de Wassa West da Região Oeste. Gana. Dissertação de mestrado: Escola de Saúde Pública, Universidade do Gana.

Babayemi, J.O. & Dauda, K.T. (2009). Avaliação da produção de resíduos sólidos, categorias e opções de eliminação nos países em desenvolvimento: Um estudo de caso da Nigéria. Jornal de Ciências Aplicadas e Gestão Ambiental; 13(3), 83-88

Damghani,A. M., Savarypour G., Zard E., & Deihimfard R (2007). Gestão dos resíduos sólidos urbanos em Teerão: Práticas actuais, oportunidades e desafios. *Waste Manage.* 28:929-934.

AEA (2007). The Road from Land filling to Recycling: Common Destination, Different Routes (Destino comum, rotas diferentes). Copenhaga: Agência Europeia do Ambiente.

AEA. (2009). Diverting Waste From Landfill: Effectiveness of Waste Management Policies in the European Union (Eficácia das políticas de gestão de resíduos na União Europeia). Copenhaga: Agência Europeia do Ambiente.

Comissão Europeia. (2010). Relatório Final - Análise da Evolução da Redução de Resíduos e do Âmbito da Prevenção de Resíduos.

Comissão Europeia. (2011). Directrizes para a preparação de programas de prevenção de resíduos alimentares: Como Parte do Estudo sobre a Evolução da Geração/Prevenção de Resíduos (bio) e Indicadores de Prevenção de Resíduos (BIO).

Fabrigar L. (2004). Influência social; PSYC 399-2004;

George, F., (2008). "Problema da Gestão de Resíduos Sólidos em Nima, Accra". Dissertação apresentada ao Departamento de Ciências Ambientais da Universidade do Gana, Legon.

Glenn, A.V. (2009). Proximidade de riscos ambientais e doenças relatadas em famílias periurbanas da República Dominicana.

Gourlay, K.A., (1992). World of Waste, Dilemmas of Industrial Development, Zed Books Limited London: 242.

Herremans, I., Allwright, D.E. (2000). Environmental management systems at North American Universities: what drives good performance?

Associação de Líderes Universitários para um Futuro Sustentável (ULSF);3.

Huntley, S. (2010). Reciclagem de resíduos domésticos: Composição, recolha e participação pública.

Kulatunga, U., Amaratunga, D., Haigh, R.,& Rameezdeen, R. (2006).Attitudes and perceptions of construction workforce on construction waste in Sri Lanka. Management of Environmental Quality: An *International Journal;17:57-72.*

Sítio Web Labspace, (2013). "Labspace, Módulo HEAT de Higiene e Saúde Ambiental.

Mabogunje, A.L. (1974) "Towards an Urban Policy in Nigeria" NigerianJournal of Social and Economic Studies, 16: 85-98.

Magutu, P. O.,&Onsongo, C. O. (2011). Operacionalização da Gestão de Resíduos Sólidos Urbanos. InS. Kumar, Integrated Solid Waste Management(Vol. II,3-10). Rijeka, Croácia: Infotech.

Maycox, A. (2003).The village initiative project: achieving household waste minimization in the rural locale. Instituição oficial de gestão de resíduos (CIWM): Scientific and Technical Review; 4:10-7.

McDougall F., White P., Franke M. & Hindle P. (2001). Gestão Integrada de Resíduos Sólidos: A Life-Cycle Inventory, Blackwell Science, 2nd Edition.

Ministério da Administração Local e do Desenvolvimento Rural. Política de Saneamento Ambiental. (1999). Accra: MLGRD;

Mosler, J.H., Drescher, S., Zurbrugg, C., Rodriguez, C.T., &Miranda, G.O(2006). Formulação de estratégias de gestão de resíduos com base nas práticas de gestão de resíduos dos agregados familiares em Santiago de, Cuba, Cuba. *Habitat* Int;30:849-862.

Narayana, S. (2009). Gestão dos resíduos sólidos urbanos na Índia: From Waste Disposal to Recovery. *Waste Manage*, 29, 1163-1166.

Indústrias líquidas (2010). Gestão de resíduos: gestão de resíduos sólidos urbanos.

Nyang'echi,G.N.(1992). Gestão de resíduos sólidos e líquidos. Nairobi: AMREF; (Um Manual para trabalhadores de saúde ambiental).

Onibokun A.G, &Kumuyi A.J. (1999). Governação e Gestão de Resíduos em África. Managing the Monster. Ottawa: IDRC;

Oreyomi, M.K. (1998). Tópicos seleccionados sobre saúde ambiental. Lagos: Kinson press.

Owaduge S. (2010).Gestão de resíduos sólidos na metrópole de Lokoja.

Owusu, G., Oteng-Ababio, M., &Afutu-Kotey, R.L. (2012).Conflicts and governance of landfills in a developing country city, Accra. *Landscape Urban Plan*; 104:105-113.

Pattnaik, S., &Reddy, M.V., (2009). Avaliação da gestão dos resíduos sólidos urbanos em Puducherry (Pondicherry), Índia. Resources, Conservation and Recycling, 54 (8), 512-520.

Rahman, M., Salequzzaman, M.D., Bahar, M., Uddin ,N., Islam, A & Al Hrun, A.Y., (2005). A perceção das pessoas sobre a gestão dos resíduos sólidos existentes na área da Khulna City Corporation (KCC): Um estudo de caso de gestão participativa. Proc. Workshop nacional de sensibilização e motivação para o REGA e o MDL no âmbito do projeto PREGA do BAD, Centro de Estudos Avançados do Bangladesh, Khulna.

Remigios, M. V. (2010). Uma visão geral das práticas de gestão em locais de eliminação de resíduos sólidos em cidades e vilas africanas. Jornal do Desenvolvimento Sustentável em África, 12(7), 233-239.

Rouse, J. (2008). Planning for sustainable municipal solid waste management (Planeamento para uma gestão sustentável dos resíduos sólidos urbanos): Practical Action;

the Schumacher Centre for Technology and Development Bourton-on-Dunsmore Rugby, Warwickshire, CV23 9QZ. Reino Unido.

Sharholy M., Ahmed K., Vashya R.C . et. al., (2007). Características e gestão dos resíduos sólidos urbanos em Allahabad, Índia. J. waste manage 27(4): 490-496

Slack, R.J., Gronow, J.R., Voulvoulis, N. (2005).Resíduos domésticos perigosos em aterros municipais; contaminantes no lixiviado. Science Total Environment: 337(1-3):119-137.

Smith, S.E. (2003).O que é a gestão de resíduos sólidos?

Teo, M.M., &Loosemore, M. (2001).A theory of waste behavior in the construction industry. Construction Management and *Economics;19:741-51* .

Troschinetz, A. M., & Mihelcic, J. R. (2008). Sustainable Recyclingof Municipal Solid Waste in Developing Countries (Reciclagem Sustentável de Resíduos Sólidos Municipais em Países em Desenvolvimento). Waste Management, 29(2009), 915-923.

Uchegbu S.N. (1998). Gestão e proteção do ambiente. Precision Printers and Publishers Nigeria.

PNUA (2005a). Gestão de Resíduos Sólidos (Vol. I). Programa das Nações Unidas para o Ambiente - Centro Internacional de Tecnologia Ambiental. CalRecovery, Inc.

PNUA (2005b). Gestão de Resíduos Sólidos (Vol. II). Programa das Nações Unidas para o Ambiente - Divisão de Tecnologia, Indústria e Economia - Centro Internacional de Tecnologia Ambiental. Osaka: CalRecovery, Inc.

UNESC (2009). Relatório de análise de África sobre a gestão de resíduos. Comité de Segurança Alimentar e Desenvolvimento Sustentável Reunião de Implementação Regional para a CSD-18 Sexta Sessão Adis Abeba, Etiópia.

Nações Unidas (2009). Departamento de Economia e Assuntos Sociais - Divisão para o Desenvolvimento Sustentável. Resíduos (sólidos).

United States EPA, (2008). "Hazardous Waste Listings", um documento de referência de fácil utilização. Projeto 1-10 .

Vergara, S. E., &Tchobanoglous, G. (2012). "Resíduos sólidos urbanos e o meio ambiente: A Global Perspective". Revisão Anual de Meio Ambiente e Recursos, Vol. 37, Pp 277.

Waste Awareness Business (2009).Hierarquia de resíduos - Que nível atingiu?

Wikipédia, (2013). "Resíduos", disponível em linha em en.wikipedia.org.

Williams, P. T. (2005). Waste Treatment and Disposal (Segunda Edição ed.). West Sussex, Inglaterra: John Wiley & Sons.

Banco Mundial (2000) "Defining an Environmental Development Strategy for the Niger Delta, Nigeria" Relatório do Banco Mundial14266.

Zhu, D., Asnani, U. P., Zurbrugg, C., Anapolsky, S.,&Mani, S.(2008). Improving municipal solid waste management in India (Melhorar a gestão dos resíduos sólidos urbanos na Índia): A sourcebook for policy makers and practitioners.

Zia, H.,& Devadas, V. (2008). Gestão de resíduos sólidos urbanos em Kanpur: oportunidade e perspectivas. *Habitat Int.;* 32:58-73.

APÊNDICE II

FOTOS

Uma lixeira numa das ruas de Elelenwo

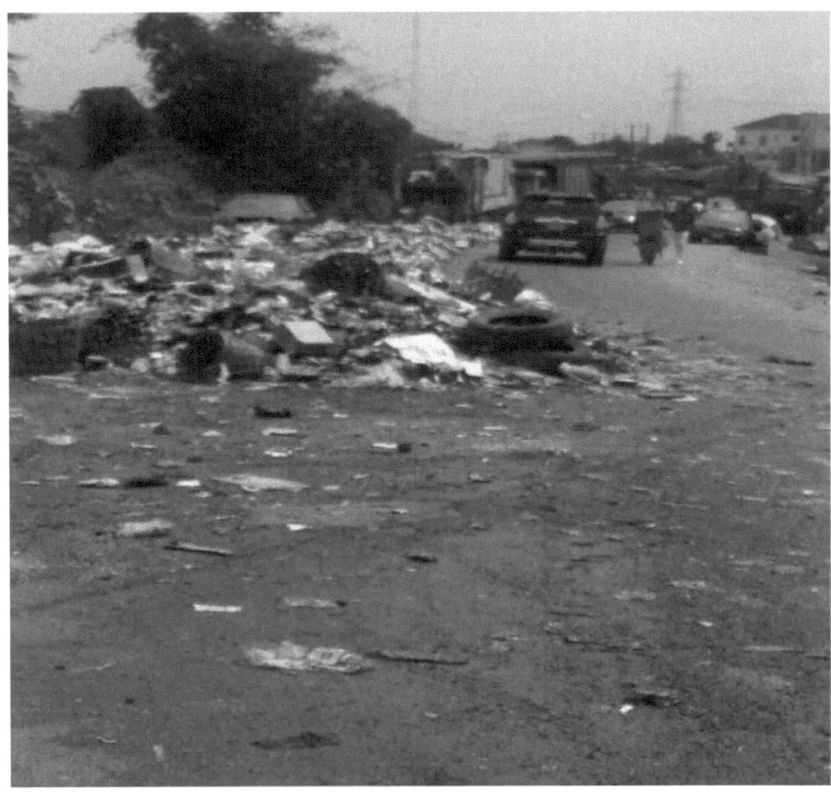

Imagem de lixo a cobrir estradas e esgotos entupidos

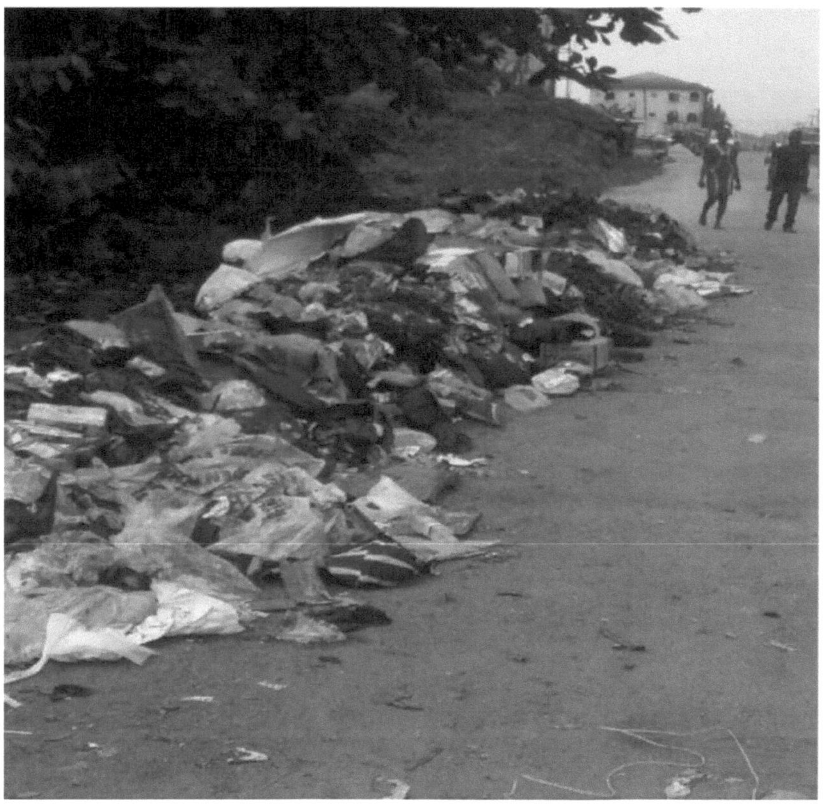

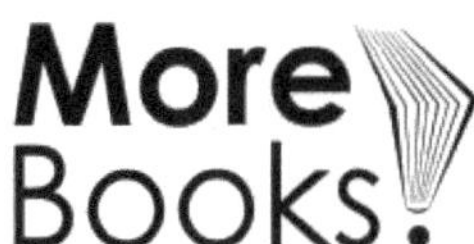

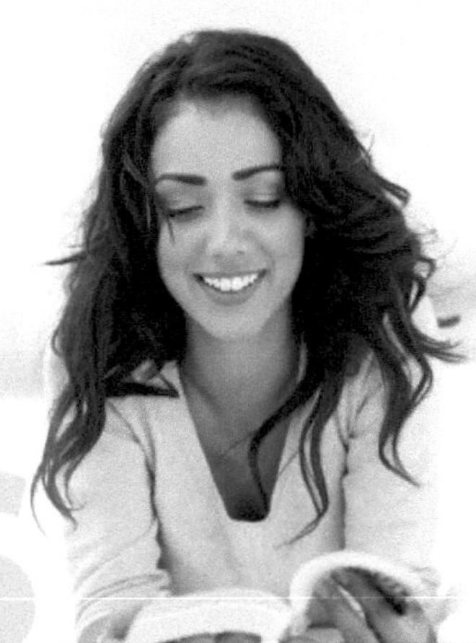

yes

I want morebooks!

Buy your books fast and straightforward online - at one of world's fastest growing online book stores! Environmentally sound due to Print-on-Demand technologies.

Buy your books online at
www.morebooks.shop

Compre os seus livros mais rápido e diretamente na internet, em uma das livrarias on-line com o maior crescimento no mundo! Produção que protege o meio ambiente através das tecnologias de impressão sob demanda.

Compre os seus livros on-line em
www.morebooks.shop

info@omniscriptum.com
www.omniscriptum.com

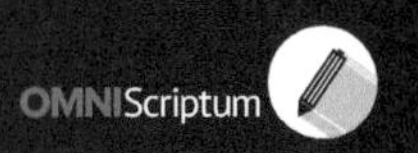

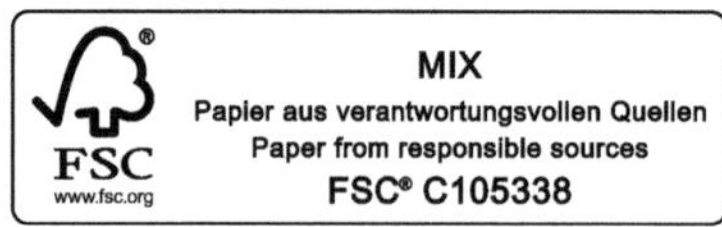

Printed by Books on Demand GmbH, Norderstedt / Germany